O MENINO HIPER ATIVO em O QUE SÃO ODS?

THE HYPER ACTIVE BOY IN WHAT ARE THE SDG?

RODRIGO TITON
ILUSTRAÇÕES: MARCELO BITTENCOURT

Editora Verso

Editora InVerso

® 2019. Editora Inverso

R. Doutor Goulin, 1523 Alto da Glória
CEP 80040-280 Curitiba-PR
(41) 3254-1616 e (41) 3558-8001
editorainverso@editorainverso.com.br
www.editorainverso.com.br
Facebook.com/editorainverso
Instagram @editorainverso

COORDENAÇÃO EDITORIAL
Cristina Jones
Editora InVerso

REVISÃO
Carlos W. Jorge

TRADUÇÃO
Anelize Nicolao

CAPA E ILUSTRAÇÃO
Marcelo Bittencourt

PROJETO GRÁFICO E ARTE-FINAL
Adriane Baldini

DADOS INTERNACIONAIS DE CATALOGAÇÃO NA PUBLICAÇÃO (CIP)
Mona Youssef Hammoud – CRB/ 9ª 1393

T621o

TITON, Rodrigo. O menino hiper ativo: o que são ODS?
1.ª ed. Marcelo Bittencourt [il.] - Curitiba: InVerso, 2019
28p. 22 X 22 cm PTBR-ING

ISBN: 978-85-5540-188-6

1. Literatura brasileira. 2. Literatura infantil. 3. ONU ODS.
4. Criança e o mundo. I. Título

CDD: 370.155

Literatura infantil: 370 Criança e o mundo: 370.155

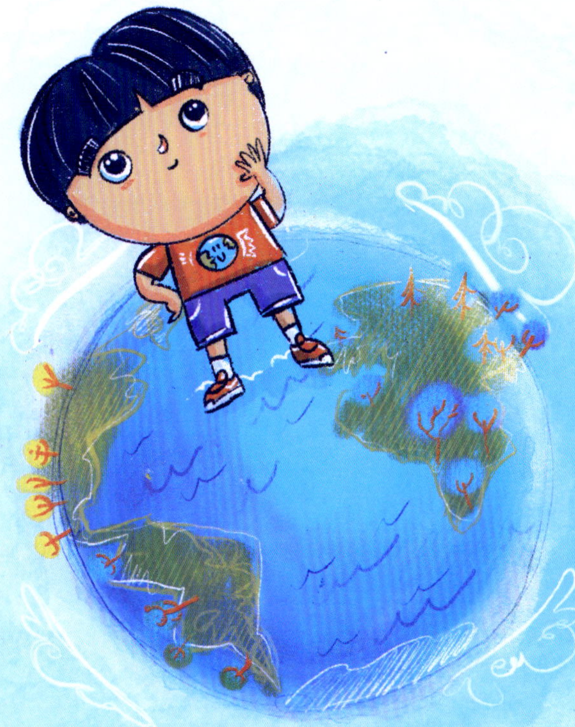

**PARA MEU FILHO E MELHOR AMIGO, PEDRO, DE 4 ANOS,
E À MINHA SOBRINHA SAMI BITTENCOURT.**

*TO MY SON AND MY BEST FRIEND, PEDRO, WHO'S 4 YEARS OLD,
AND MY NIECE, SAMI BITTENCOURT.*

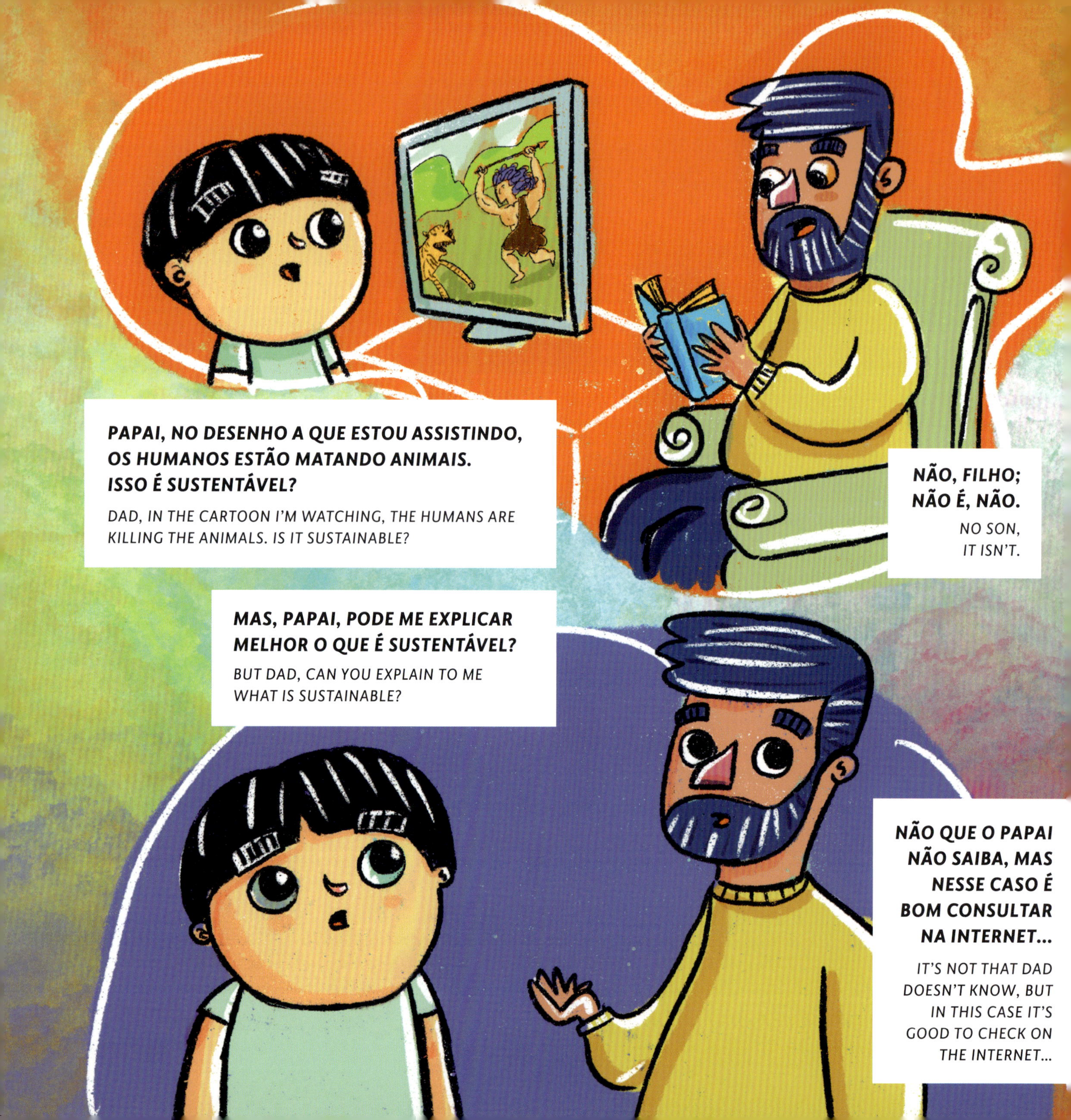
PAPAI, NO DESENHO A QUE ESTOU ASSISTINDO, OS HUMANOS ESTÃO MATANDO ANIMAIS. ISSO É SUSTENTÁVEL?
DAD, IN THE CARTOON I'M WATCHING, THE HUMANS ARE KILLING THE ANIMALS. IS IT SUSTAINABLE?
NÃO, FILHO; NÃO É, NÃO.
NO SON, IT ISN'T.
MAS, PAPAI, PODE ME EXPLICAR MELHOR O QUE É SUSTENTÁVEL?
BUT DAD, CAN YOU EXPLAIN TO ME WHAT IS SUSTAINABLE?
NÃO QUE O PAPAI NÃO SAIBA, MAS NESSE CASO É BOM CONSULTAR NA INTERNET...
IT'S NOT THAT DAD DOESN'T KNOW, BUT IN THIS CASE IT'S GOOD TO CHECK ON THE INTERNET...

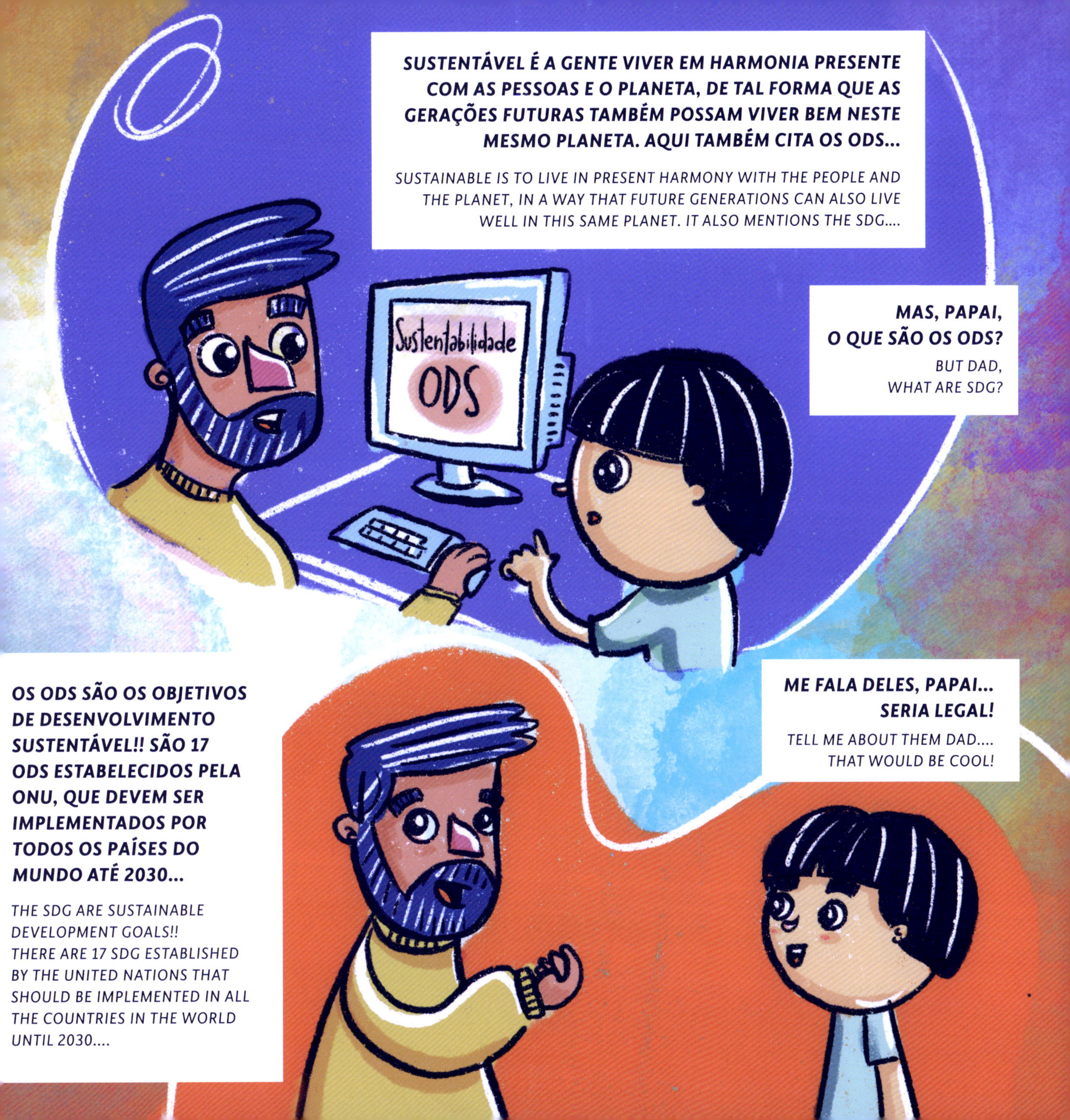
SUSTENTÁVEL É A GENTE VIVER EM HARMONIA PRESENTE COM AS PESSOAS E O PLANETA, DE TAL FORMA QUE AS GERAÇÕES FUTURAS TAMBÉM POSSAM VIVER BEM NESTE MESMO PLANETA. AQUI TAMBÉM CITA OS ODS...
SUSTAINABLE IS TO LIVE IN PRESENT HARMONY WITH THE PEOPLE AND THE PLANET, IN A WAY THAT FUTURE GENERATIONS CAN ALSO LIVE WELL IN THIS SAME PLANET. IT ALSO MENTIONS THE SDG....
Sustentabilidade
ODS
MAS, PAPAI, O QUE SÃO OS ODS?
BUT DAD, WHAT ARE SDG?
OS ODS SÃO OS OBJETIVOS DE DESENVOLVIMENTO SUSTENTÁVEL!! SÃO 17 ODS ESTABELECIDOS PELA ONU, QUE DEVEM SER IMPLEMENTADOS POR TODOS OS PAÍSES DO MUNDO ATÉ 2030...
THE SDG ARE SUSTAINABLE DEVELOPMENT GOALS!! THERE ARE 17 SDG ESTABLISHED BY THE UNITED NATIONS THAT SHOULD BE IMPLEMENTED IN ALL THE COUNTRIES IN THE WORLD UNTIL 2030....
ME FALA DELES, PAPAI... SERIA LEGAL!
TELL ME ABOUT THEM DAD.... THAT WOULD BE COOL!

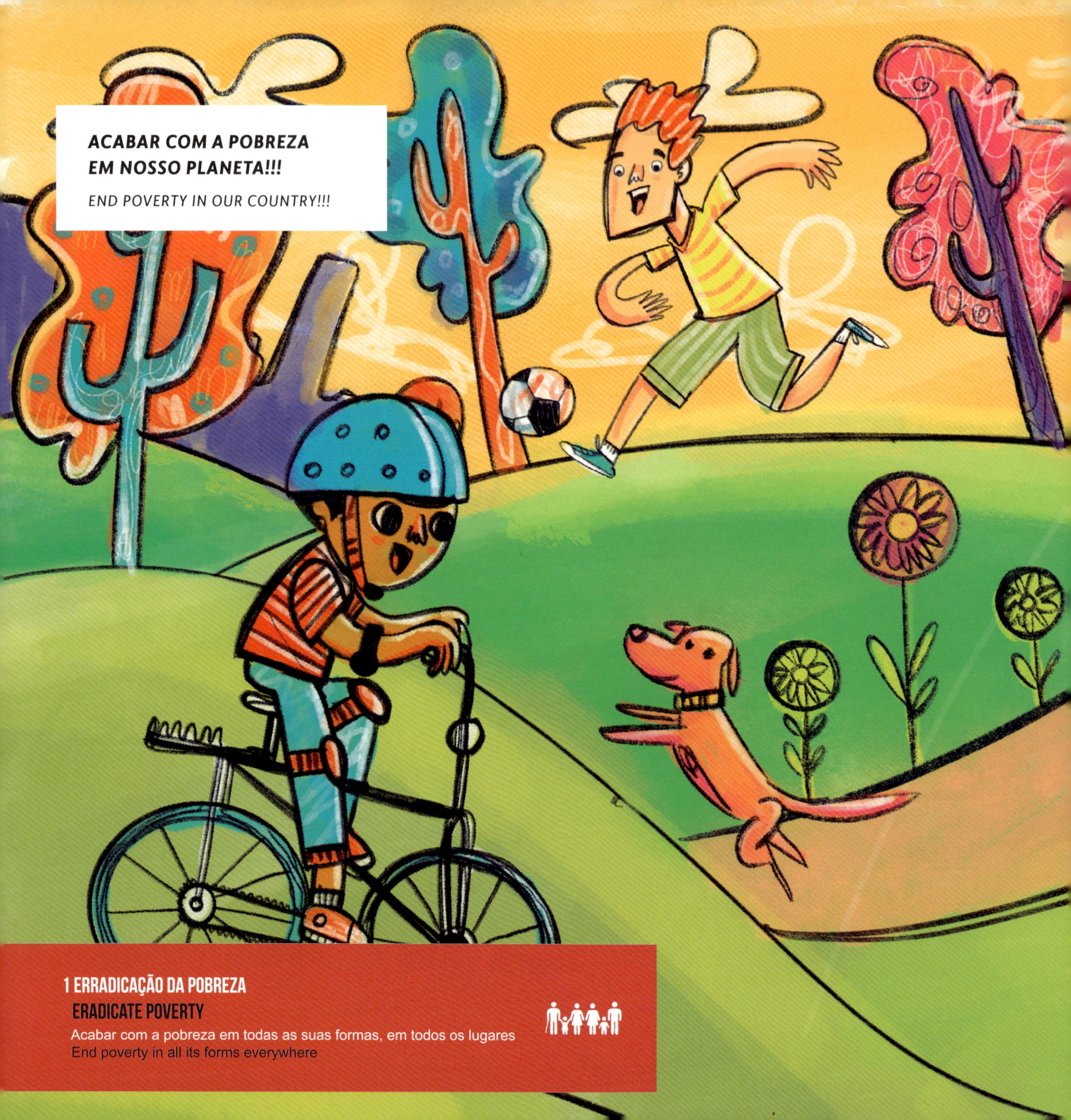

ACABAR COM A POBREZA EM NOSSO PLANETA!!!

END POVERTY IN OUR COUNTRY!!!

1 ERRADICAÇÃO DA POBREZA

ERADICATE POVERTY

Acabar com a pobreza em todas as suas formas, em todos os lugares

End poverty in all its forms everywhere

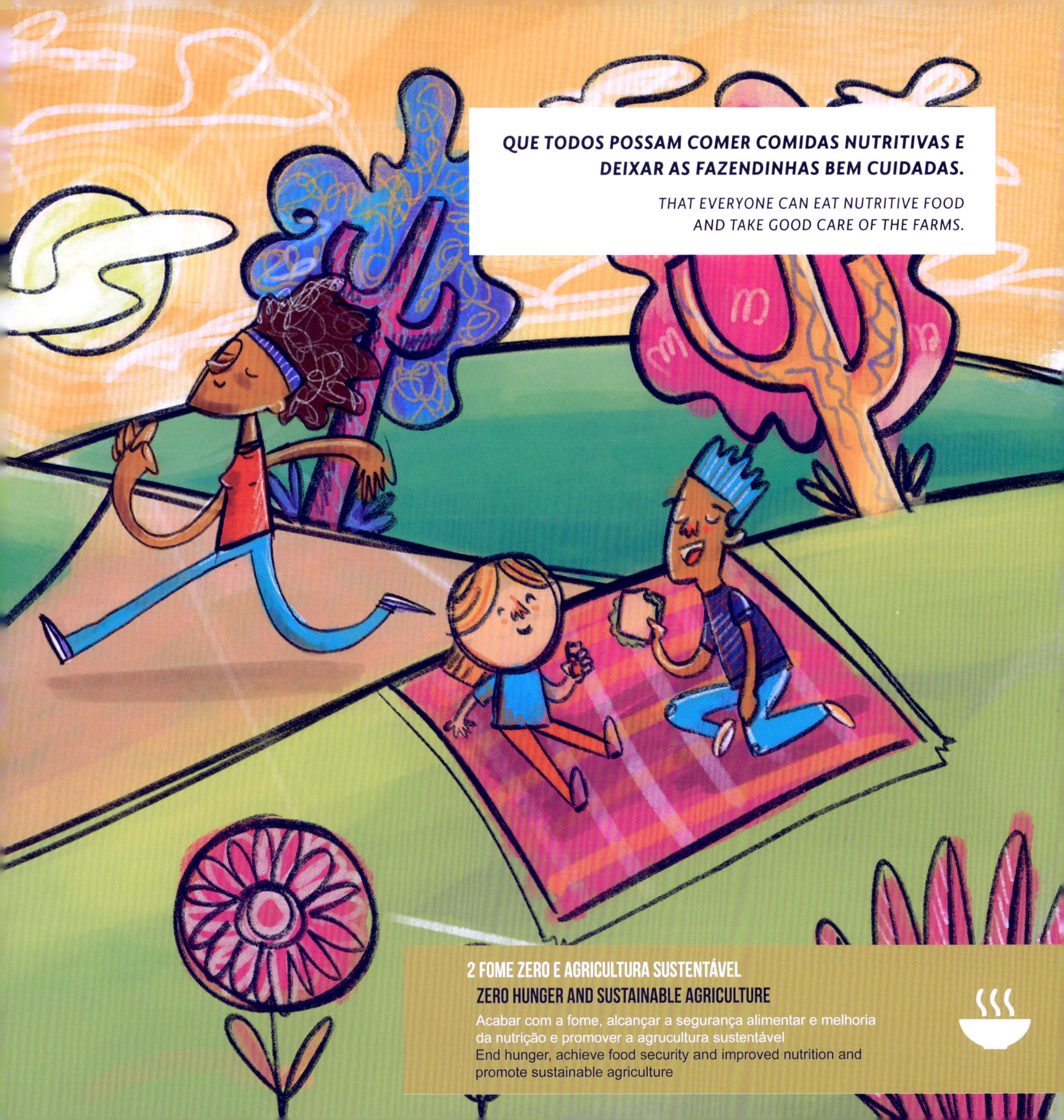

QUE TODOS POSSAM COMER COMIDAS NUTRITIVAS E DEIXAR AS FAZENDINHAS BEM CUIDADAS.

THAT EVERYONE CAN EAT NUTRITIVE FOOD AND TAKE GOOD CARE OF THE FARMS.

2 FOME ZERO E AGRICULTURA SUSTENTÁVEL

ZERO HUNGER AND SUSTAINABLE AGRICULTURE

Acabar com a fome, alcançar a segurança alimentar e melhoria da nutrição e promover a agrucultura sustentável

End hunger, achieve food security and improved nutrition and promote sustainable agriculture

DOS PEQUENINOS AOS GRANDÕES,
DOS BEBEZINHOS AOS VELHINHOS,
VIDA SAUDÁVEL E FELIZ.

FROM THE LITTLE ONES TO THE GROWN-UPS,
FROM THE TINY BABIES TO THE ELDERLY,
A HAPPY AND HEALTHY LIFE.

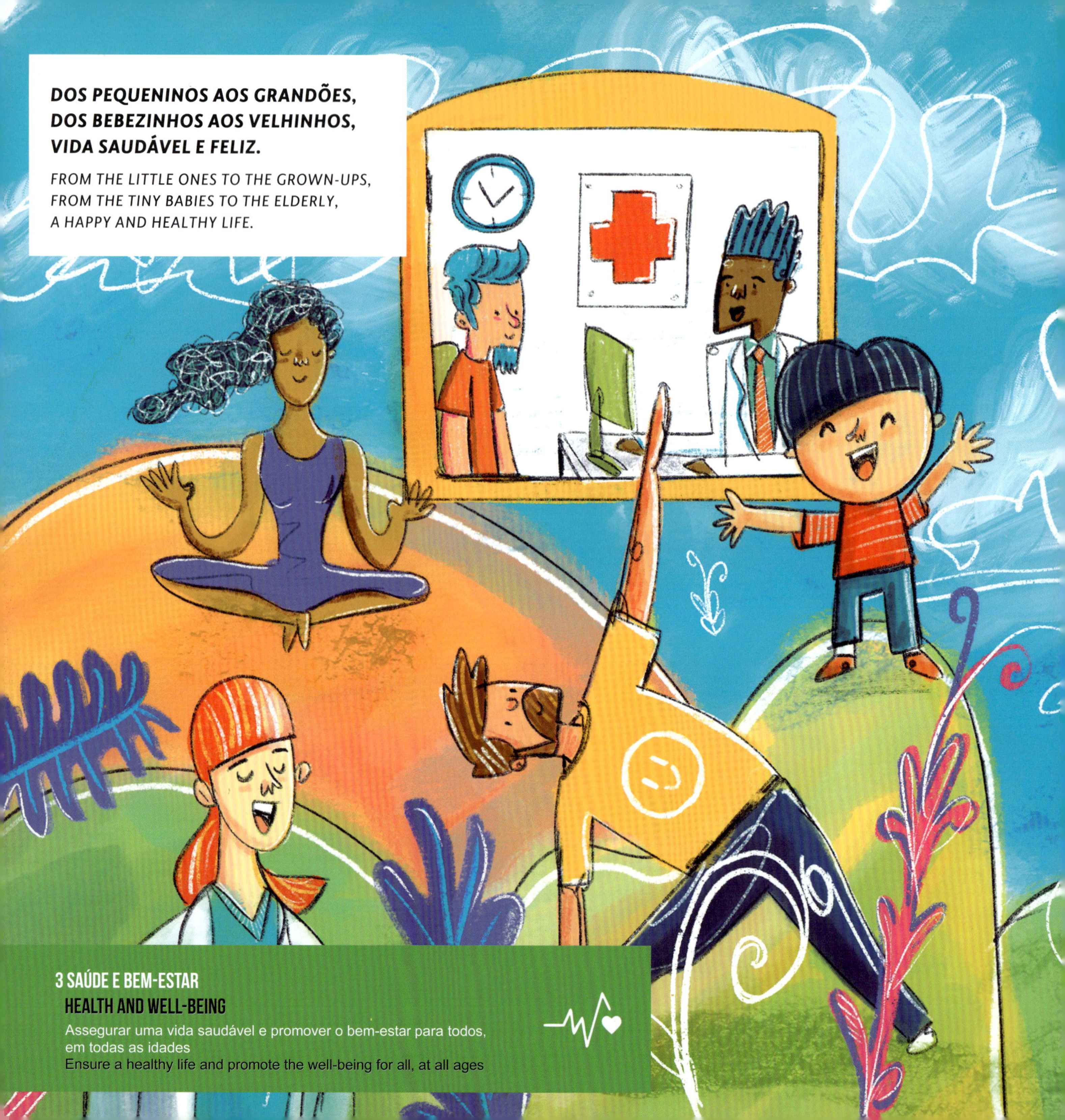

3 SAÚDE E BEM-ESTAR

HEALTH AND WELL-BEING

Assegurar uma vida saudável e promover o bem-estar para todos, em todas as idades

Ensure a healthy life and promote the well-being for all, at all ages

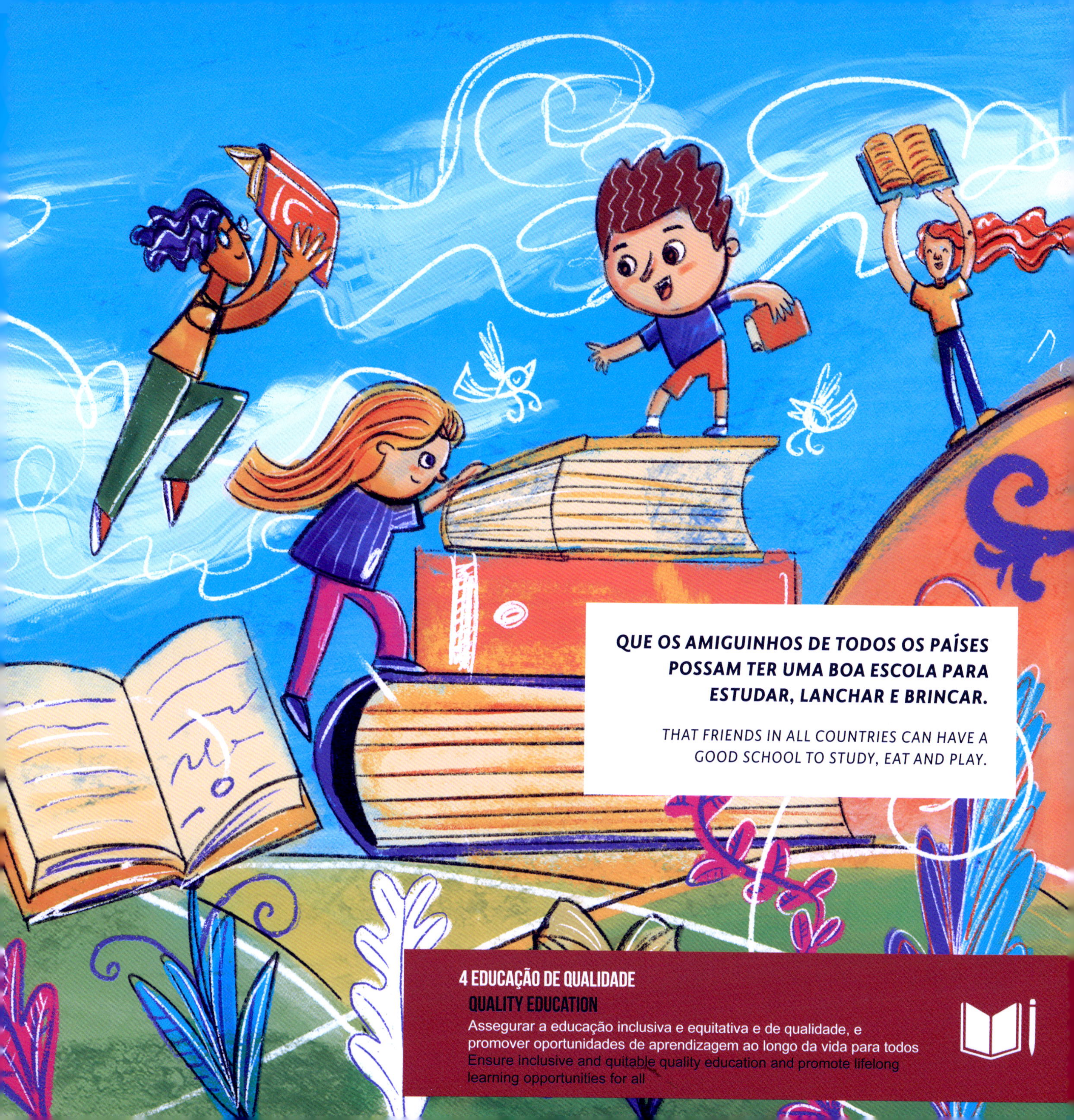

QUE OS AMIGUINHOS DE TODOS OS PAÍSES POSSAM TER UMA BOA ESCOLA PARA ESTUDAR, LANCHAR E BRINCAR.

THAT FRIENDS IN ALL COUNTRIES CAN HAVE A GOOD SCHOOL TO STUDY, EAT AND PLAY.

4 EDUCAÇÃO DE QUALIDADE

QUALITY EDUCATION

Assegurar a educação inclusiva e equitativa e de qualidade, e promover oportunidades de aprendizagem ao longo da vida para todos

Ensure inclusive and quitable quality education and promote lifelong learning opportunities for all

5 IGUALDADE DE GÊNERO

GENDER EQUALITY

Alcançar a igualdade de gênero e empoderar todas as mulheres e meninas

Achieve gender equality and empower all women and girls

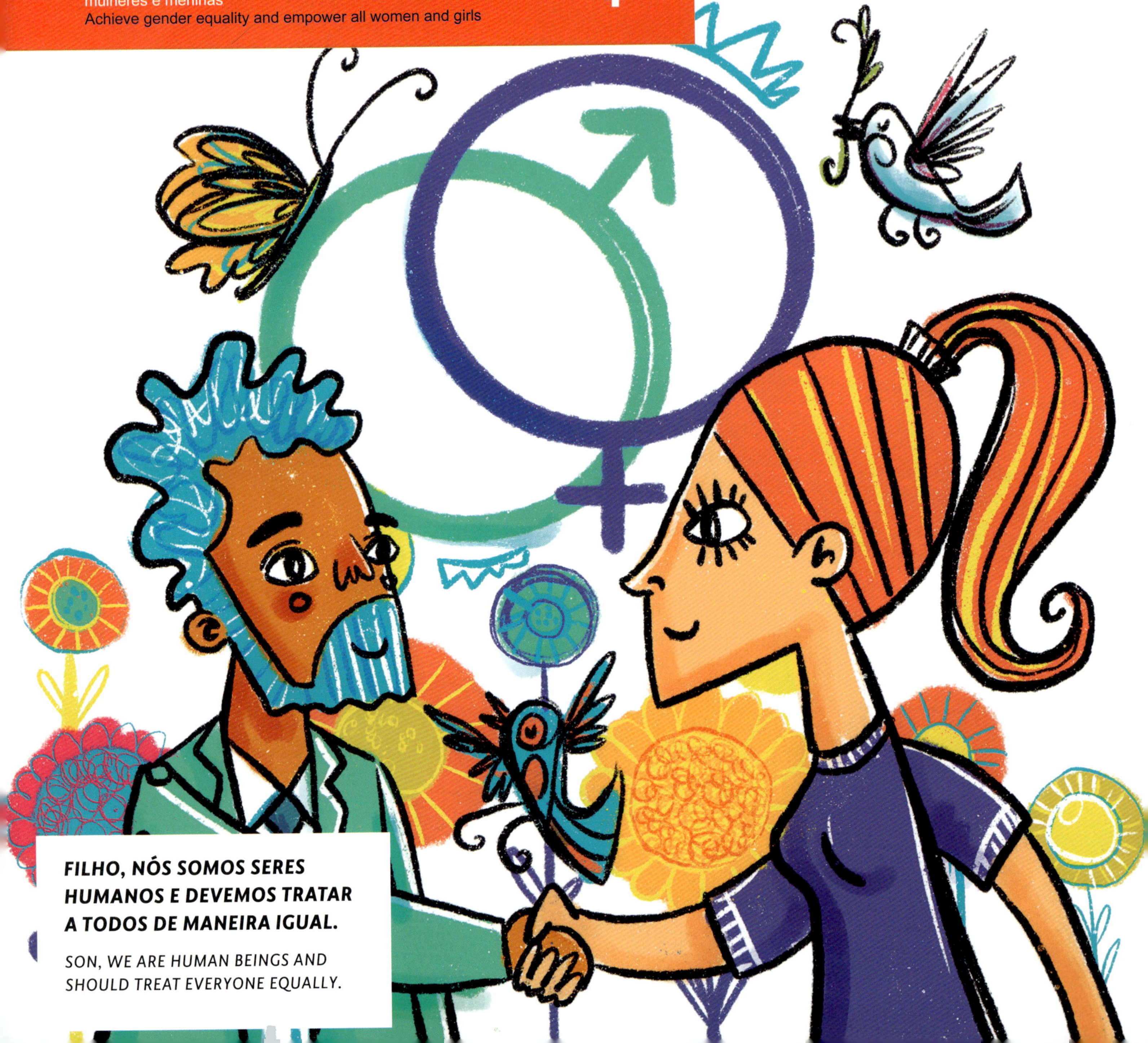

FILHO, NÓS SOMOS SERES HUMANOS E DEVEMOS TRATAR A TODOS DE MANEIRA IGUAL.

SON, WE ARE HUMAN BEINGS AND SHOULD TREAT EVERYONE EQUALLY.

6 ÁGUA POTÁVEL E SANEAMENTO

CLEAN WATER AND SANITATION

Assegurar a disponibilidade e gestão sustentável da água e saneamento para todos

Ensure access and sustainable management of water and sanitation for all

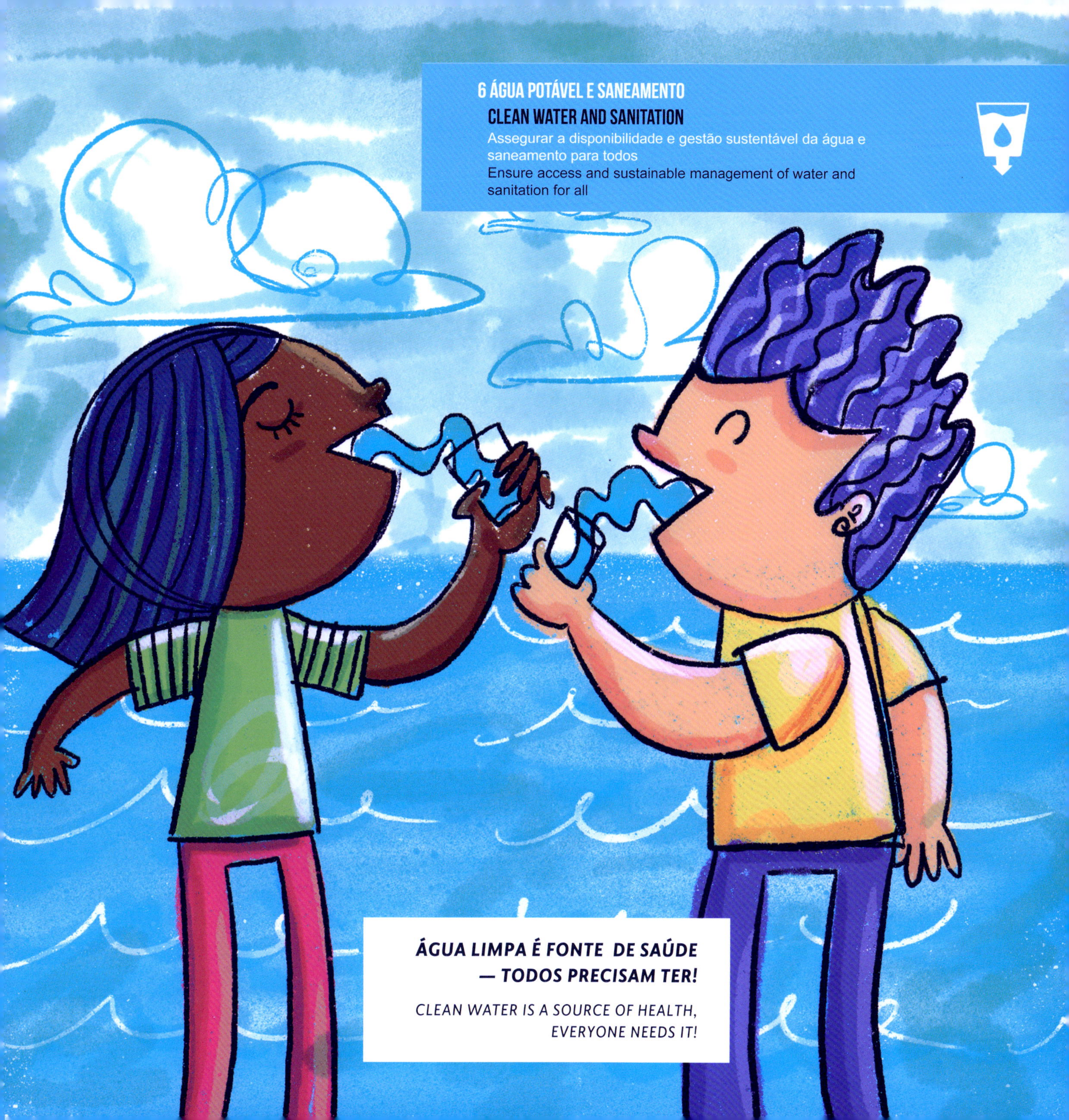

ÁGUA LIMPA É FONTE DE SAÚDE — TODOS PRECISAM TER!

CLEAN WATER IS A SOURCE OF HEALTH, EVERYONE NEEDS IT!

7 ENERGIA LIMPA E ACESSÍVEL

AFORDABLE AND CLEAN ENERGY

Assegurar o acesso confiável, sustentável, moderno e a preço acessível à energia para todos

Ensure access to affordable, reliable, sustainable and modern energy for all

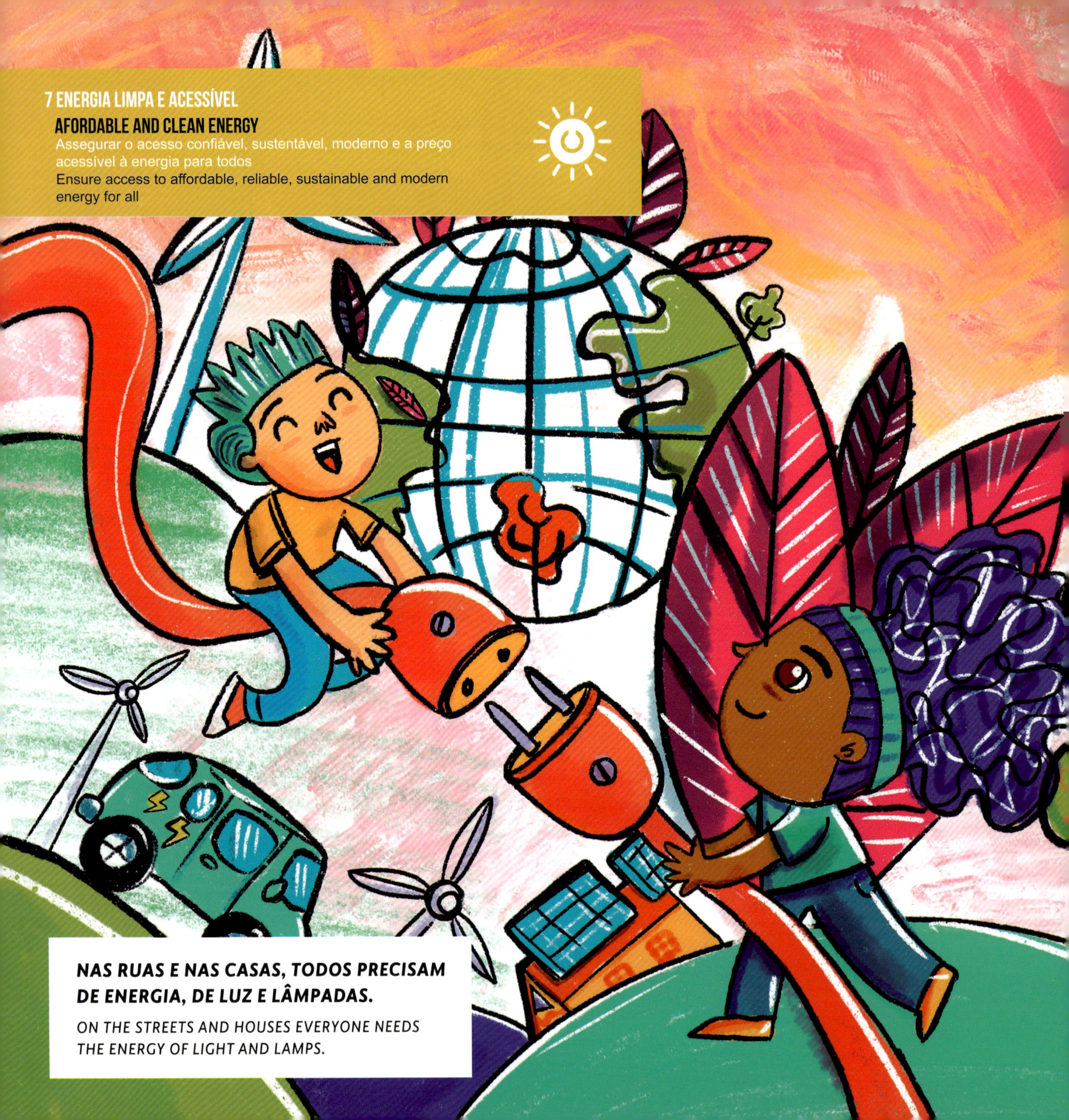

NAS RUAS E NAS CASAS, TODOS PRECISAM DE ENERGIA, DE LUZ E LÂMPADAS.

ON THE STREETS AND HOUSES EVERYONE NEEDS THE ENERGY OF LIGHT AND LAMPS.

PAPAIS E MAMÃES PRECISAM TRABALHAR TRANQUILOS.

MOMS AND DADS NEED TO WORK WITHOUT WORRIES.

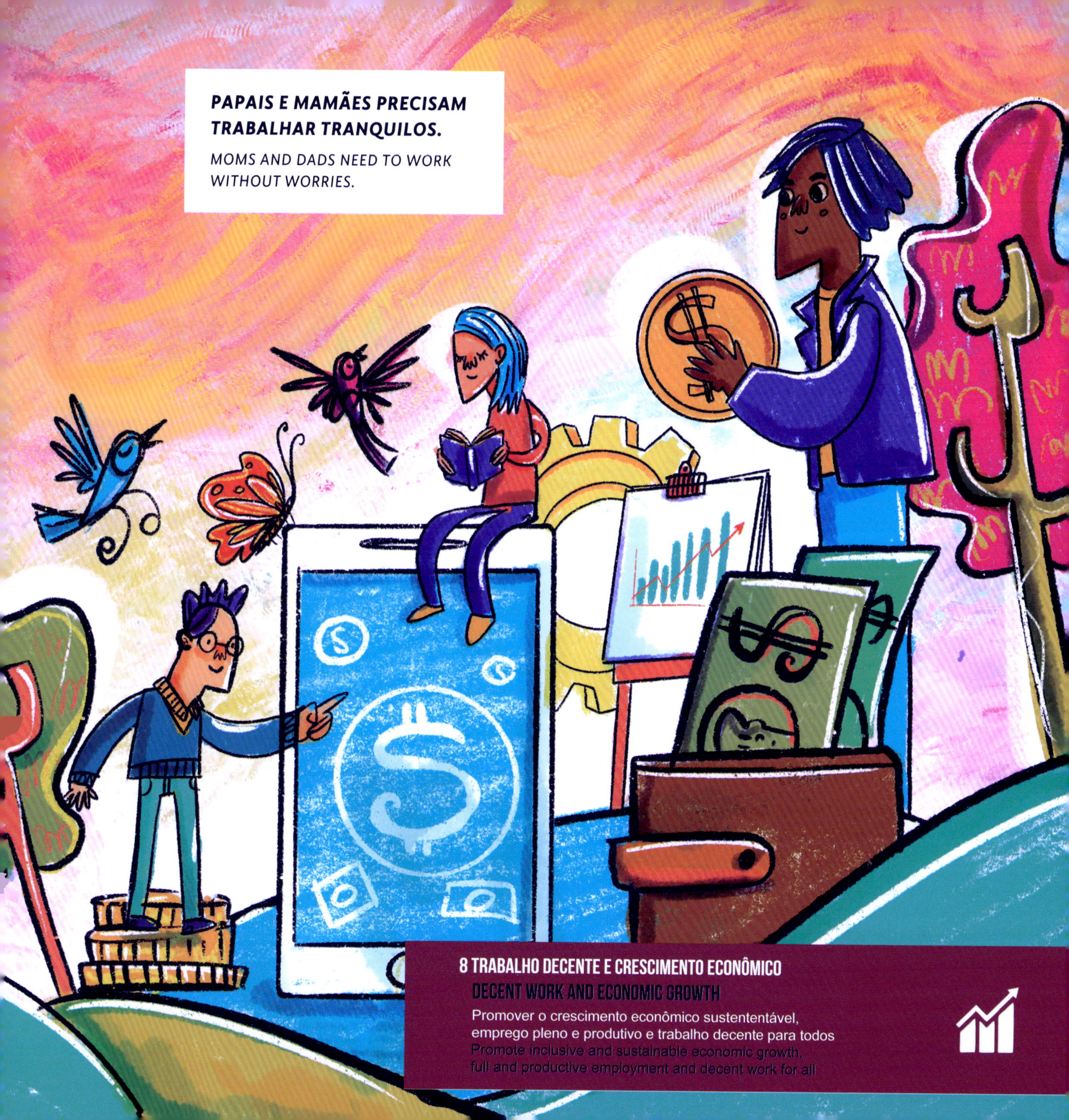

8 TRABALHO DECENTE E CRESCIMENTO ECONÔMICO

DECENT WORK AND ECONOMIC GROWTH

Promover o crescimento econômico sustententável, emprego pleno e produtivo e trabalho decente para todos

Promote inclusive and sustainable economic growth, full and productive employment and decent work for all

NOSSAS CIDADES COM BOAS OBRAS E INDÚSTRIAS, COM MUITA TECNOLOGIA E INOVAÇÃO.

OUR CITIES WITH GOOD CONSTRUCTIONS AND INDUSTRIES, LOTS OF TECHNOLOGY AND INNOVATION.

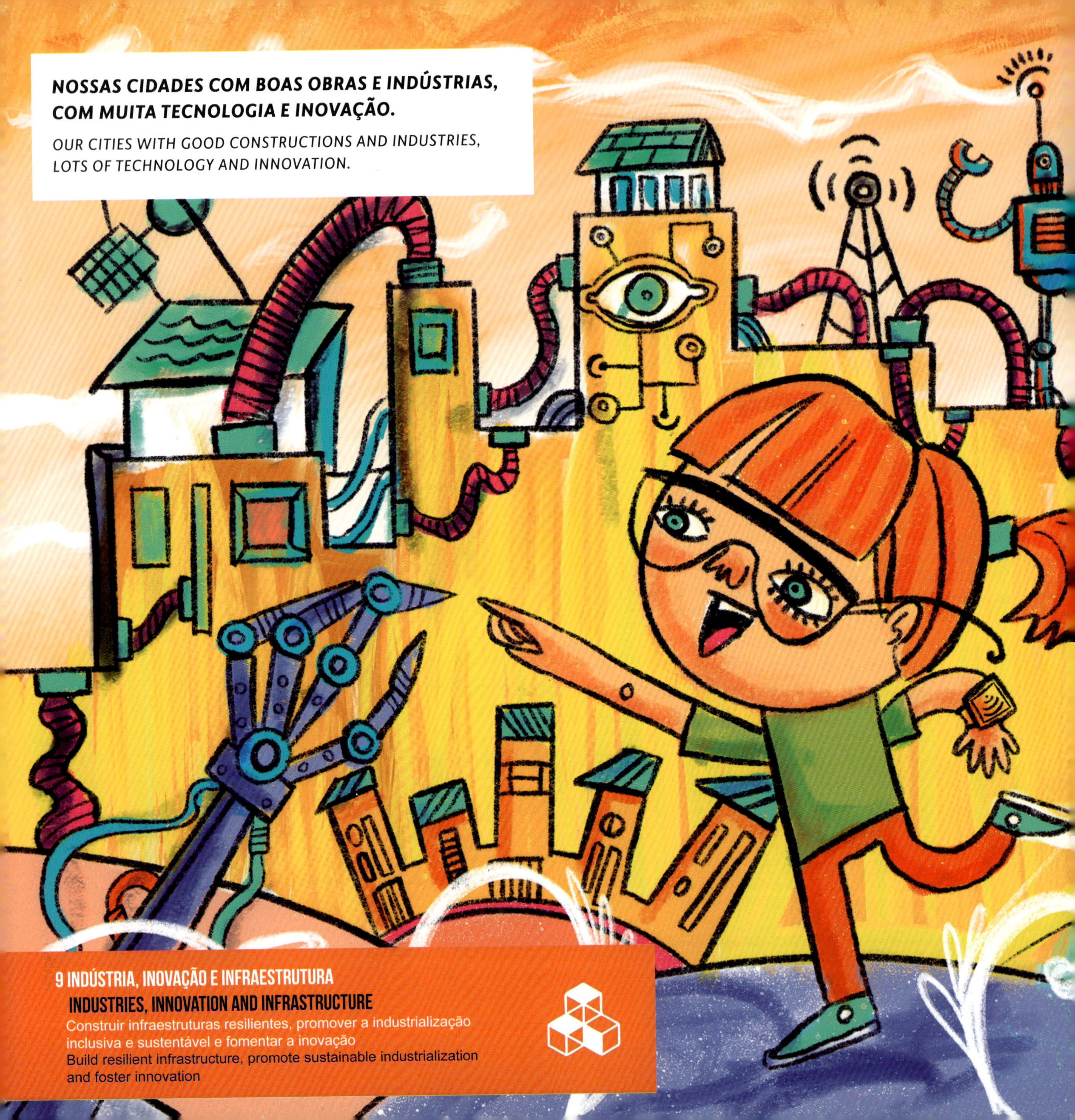

9 INDÚSTRIA, INOVAÇÃO E INFRAESTRUTURA

INDUSTRIES, INNOVATION AND INFRASTRUCTURE

Construir infraestruturas resilientes, promover a industrialização inclusiva e sustentável e fomentar a inovação

Build resilient infrastructure, promote sustainable industrialization and foster innovation

QUE TODOS VIVAM BEM.

ALL SHALL LIVE WELL.

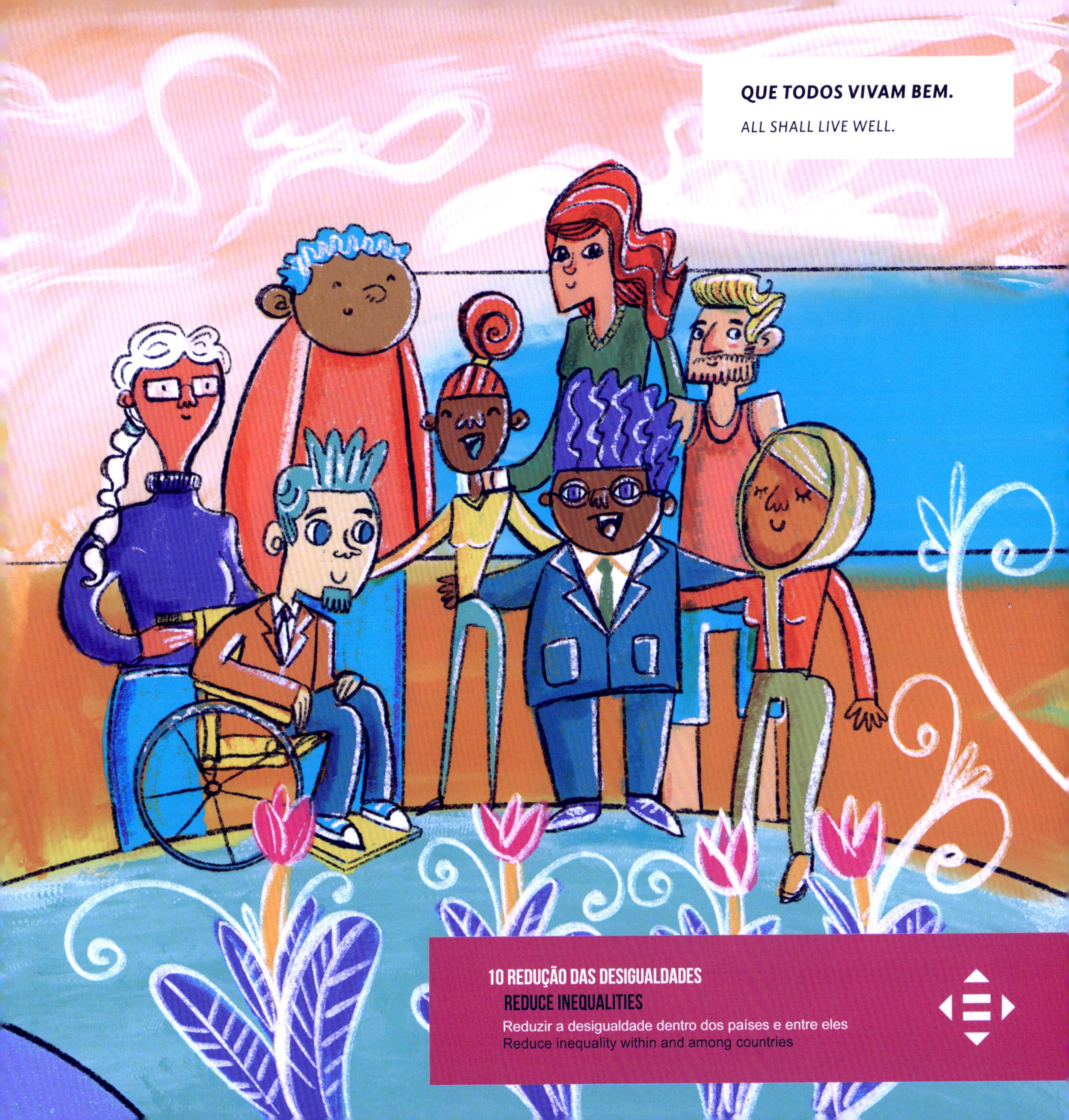

10 REDUÇÃO DAS DESIGUALDADES

REDUCE INEQUALITIES

Reduzir a desigualdade dentro dos países e entre eles
Reduce inequality within and among countries

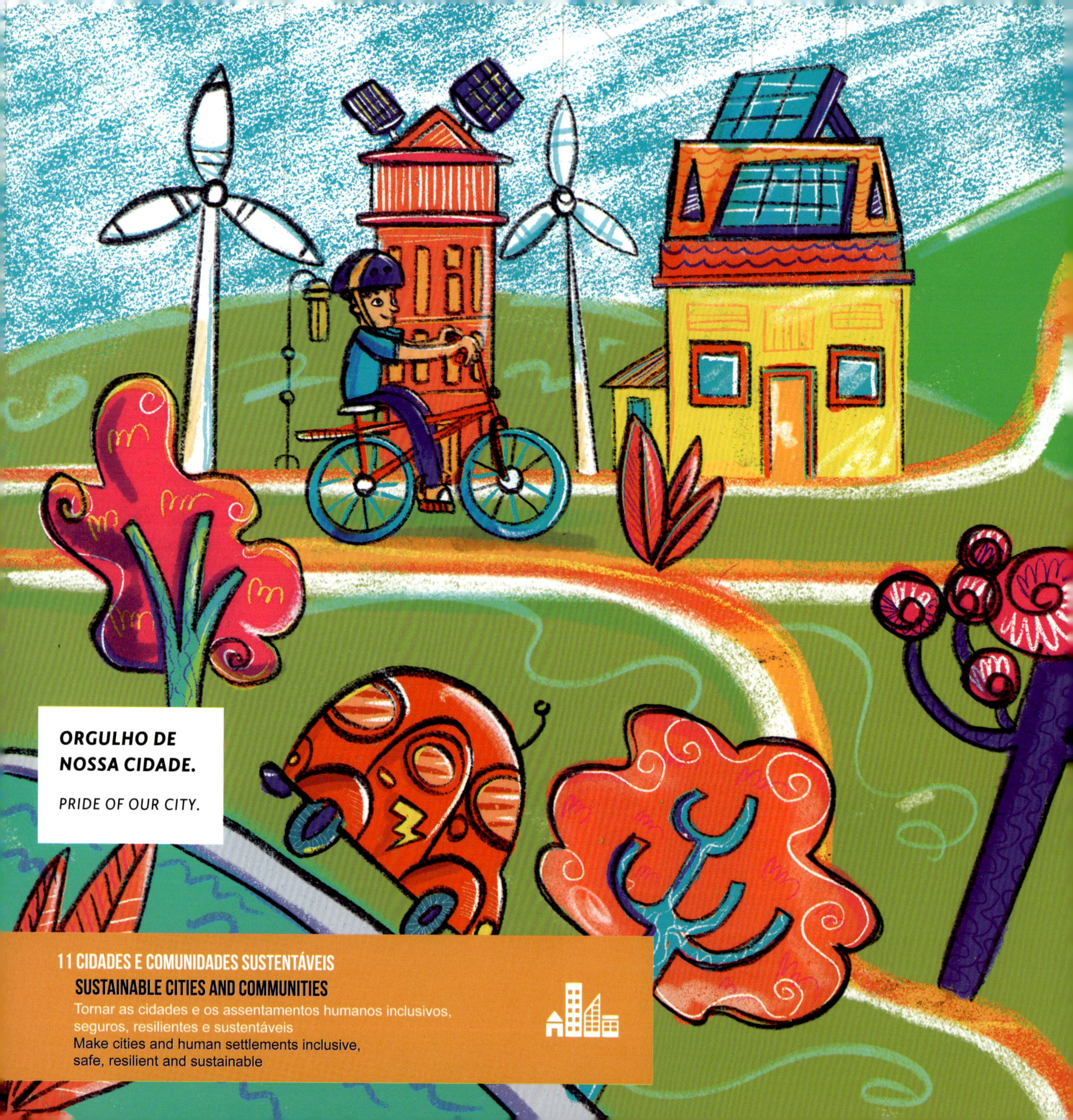

ORGULHO DE NOSSA CIDADE.

PRIDE OF OUR CITY.

11 CIDADES E COMUNIDADES SUSTENTÁVEIS

SUSTAINABLE CITIES AND COMMUNITIES

Tornar as cidades e os assentamentos humanos inclusivos, seguros, resilientes e sustentáveis

Make cities and human settlements inclusive, safe, resilient and sustainable

12 CONSUMO E PRODUÇÃO RESPONSÁVEIS
RESPONSIBLE CONSUMPTION AND PRODUCTION

Assegurar padrões de produção e de consumo sustentáveis
Ensure sustainable consumption and production patterns

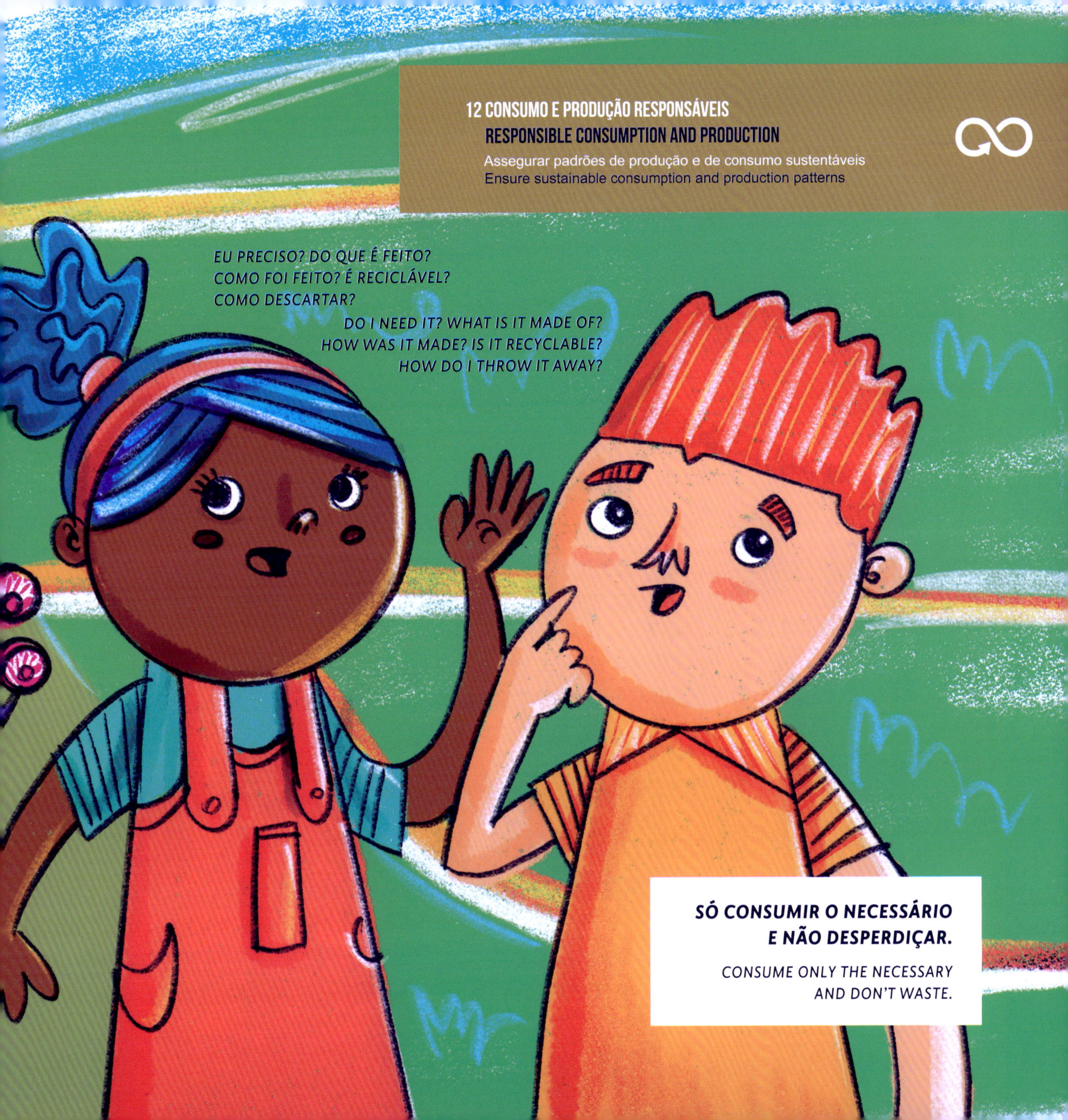

EU PRECISO? DO QUE É FEITO?
COMO FOI FEITO? É RECICLÁVEL?
COMO DESCARTAR?

DO I NEED IT? WHAT IS IT MADE OF?
HOW WAS IT MADE? IS IT RECYCLABLE?
HOW DO I THROW IT AWAY?

SÓ CONSUMIR O NECESSÁRIO E NÃO DESPERDIÇAR.

CONSUME ONLY THE NECESSARY AND DON'T WASTE.

13 AÇÃO CONTRA A MUDANÇA GLOBAL DO CLIMA

ACTION AGAINST THE CLIMATE CHANGE

Tomar medidas urgentes para combater a mudança do clima e seus impactos

Take urgent action to combat climate change and its impacts

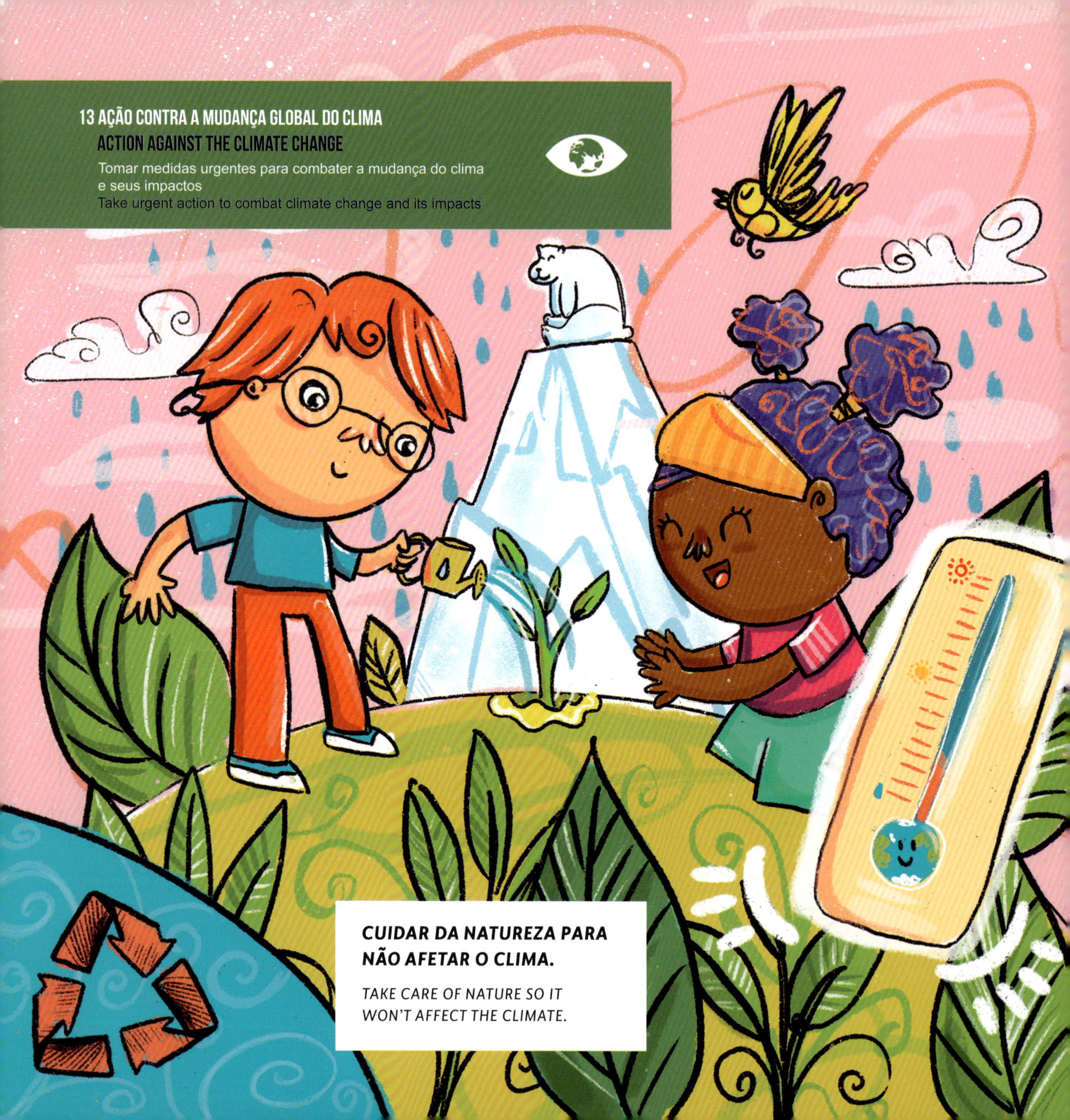

CUIDAR DA NATUREZA PARA NÃO AFETAR O CLIMA.

TAKE CARE OF NATURE SO IT WON'T AFFECT THE CLIMATE.

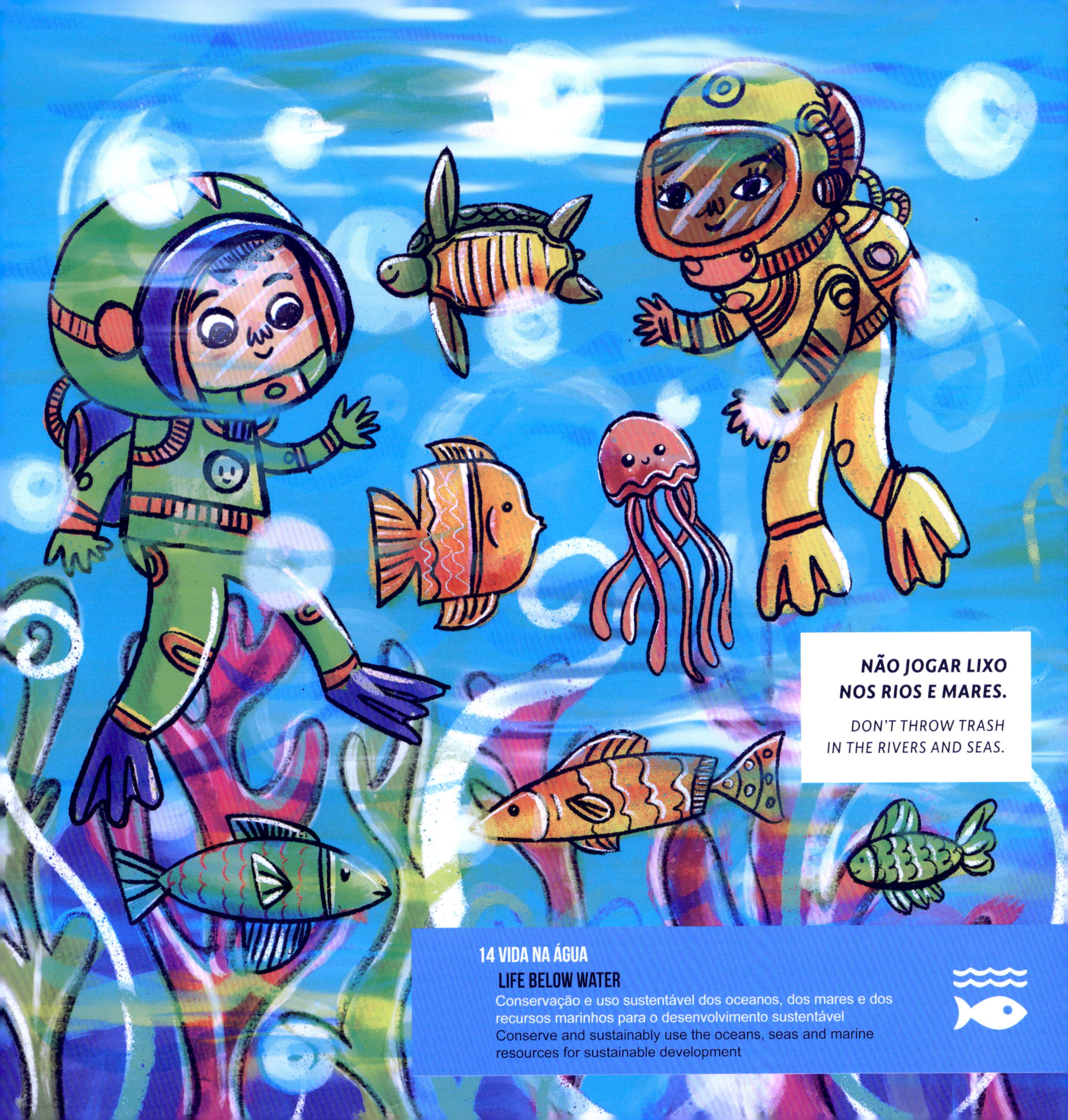

NÃO JOGAR LIXO NOS RIOS E MARES.

DON'T THROW TRASH IN THE RIVERS AND SEAS.

14 VIDA NA ÁGUA

LIFE BELOW WATER

Conservação e uso sustentável dos oceanos, dos mares e dos recursos marinhos para o desenvolvimento sustentável

Conserve and sustainably use the oceans, seas and marine resources for sustainable development

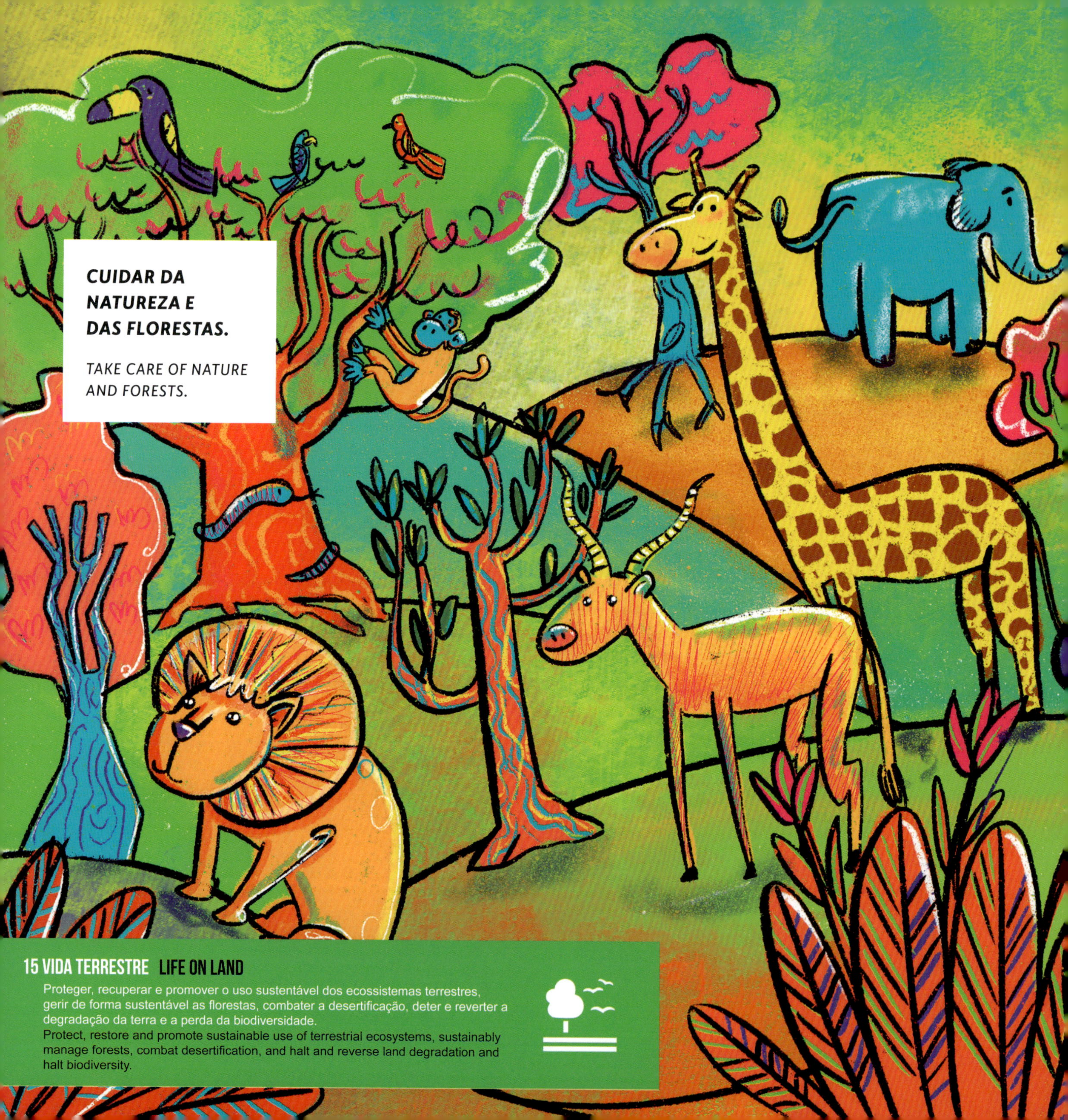

CUIDAR DA NATUREZA E DAS FLORESTAS.

TAKE CARE OF NATURE AND FORESTS.

15 VIDA TERRESTRE LIFE ON LAND

Proteger, recuperar e promover o uso sustentável dos ecossistemas terrestres, gerir de forma sustentável as florestas, combater a desertificação, deter e reverter a degradação da terra e a perda da biodiversidade.

Protect, restore and promote sustainable use of terrestrial ecosystems, sustainably manage forests, combat desertification, and halt and reverse land degradation and halt biodiversity.

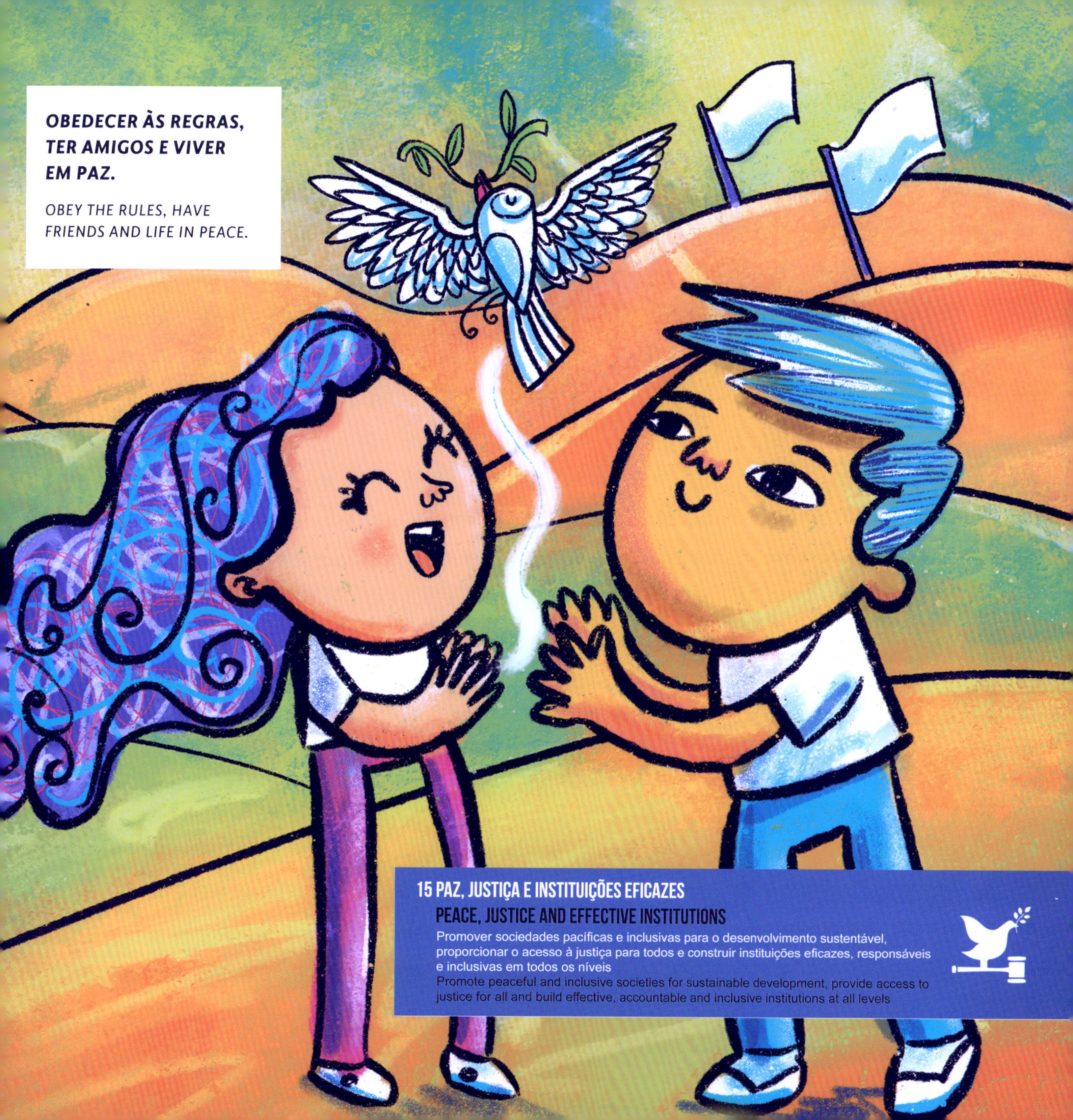

OBEDECER ÀS REGRAS, TER AMIGOS E VIVER EM PAZ.

OBEY THE RULES, HAVE FRIENDS AND LIFE IN PEACE.

15 PAZ, JUSTIÇA E INSTITUIÇÕES EFICAZES

PEACE, JUSTICE AND EFFECTIVE INSTITUTIONS

Promover sociedades pacíficas e inclusivas para o desenvolvimento sustentável, proporcionar o acesso à justiça para todos e construir instituições eficazes, responsáveis e inclusivas em todos os níveis

Promote peaceful and inclusive societies for sustainable development, provide access to justice for all and build effective, accountable and inclusive institutions at all levels

17 PARCERIAS E MEIOS DE IMPLEMENTAÇÃO

PARTNERSHIPS AND MEANS OF IMPLEMENTATION

Fortalecer os meios de implementação e revitalizar a parceria global para o desenvolvimento sustentável

Strengthen the means of implementation and revitalize the global partnership for sustainable development

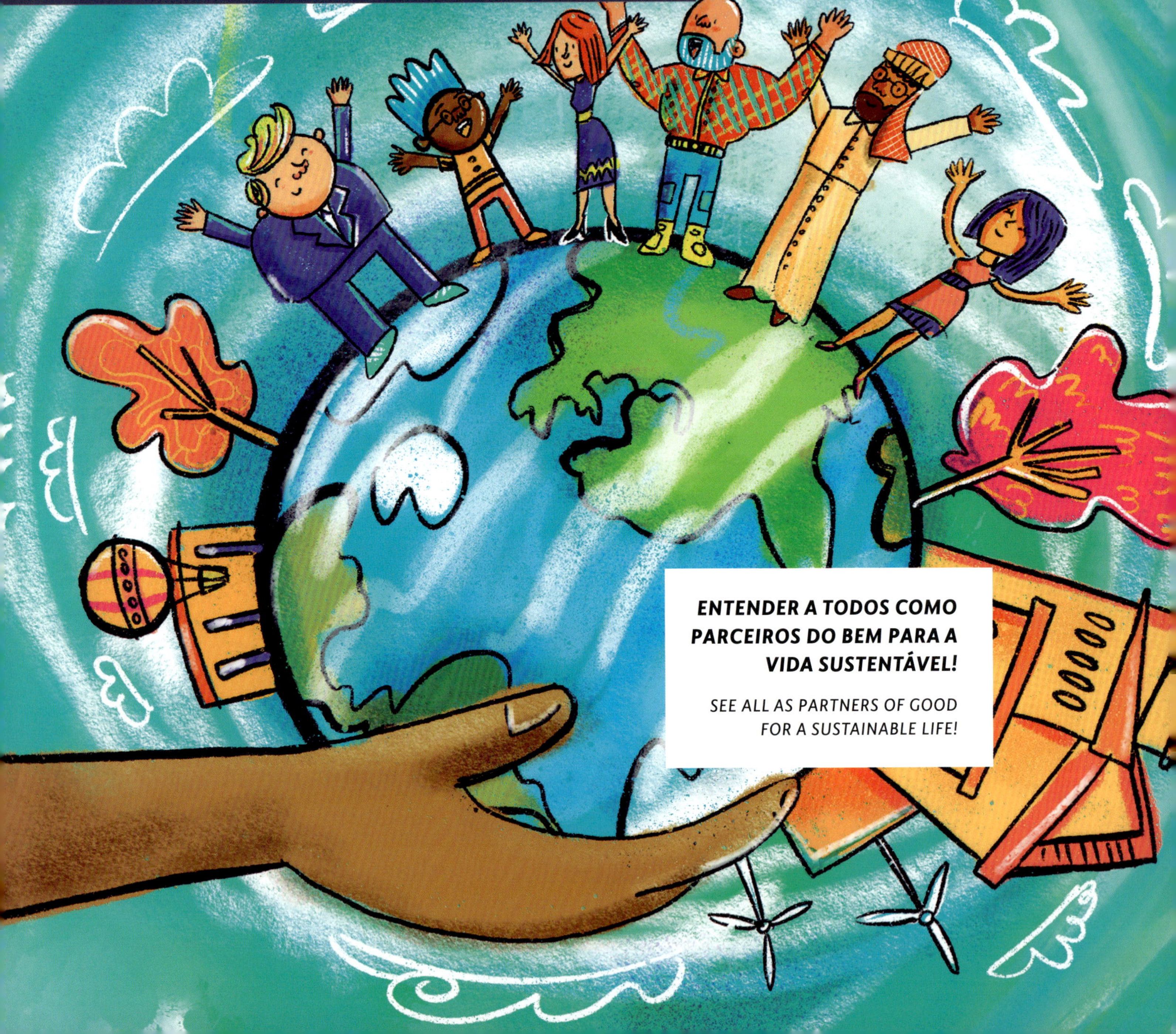

ENTENDER A TODOS COMO PARCEIROS DO BEM PARA A VIDA SUSTENTÁVEL!

SEE ALL AS PARTNERS OF GOOD FOR A SUSTAINABLE LIFE!

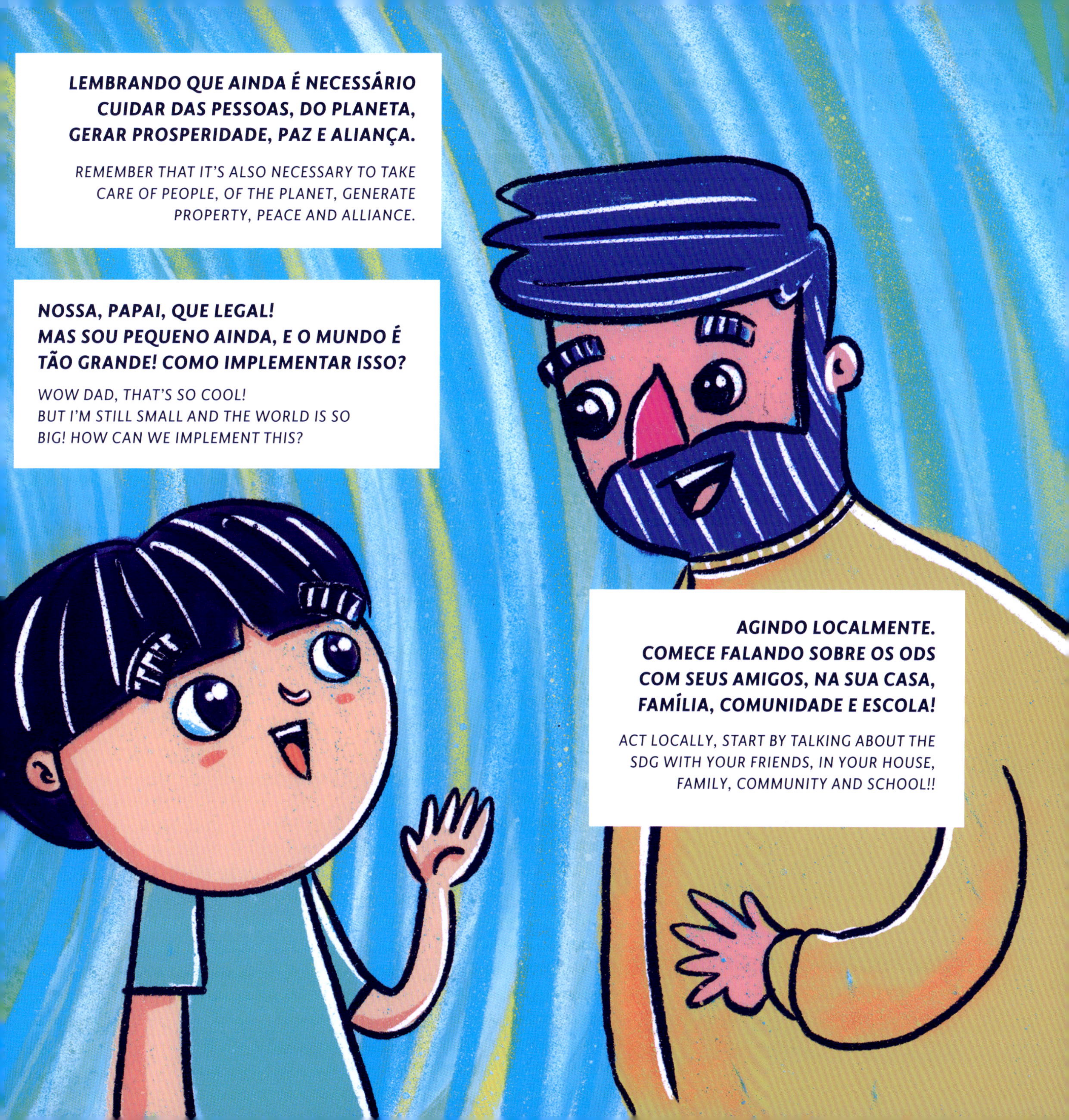

LEMBRANDO QUE AINDA É NECESSÁRIO CUIDAR DAS PESSOAS, DO PLANETA, GERAR PROSPERIDADE, PAZ E ALIANÇA.

REMEMBER THAT IT'S ALSO NECESSARY TO TAKE CARE OF PEOPLE, OF THE PLANET, GENERATE PROPERTY, PEACE AND ALLIANCE.

NOSSA, PAPAI, QUE LEGAL!
MAS SOU PEQUENO AINDA, E O MUNDO É TÃO GRANDE! COMO IMPLEMENTAR ISSO?

WOW DAD, THAT'S SO COOL!
BUT I'M STILL SMALL AND THE WORLD IS SO BIG! HOW CAN WE IMPLEMENT THIS?

AGINDO LOCALMENTE.
COMECE FALANDO SOBRE OS ODS COM SEUS AMIGOS, NA SUA CASA, FAMÍLIA, COMUNIDADE E ESCOLA!

ACT LOCALLY, START BY TALKING ABOUT THE SDG WITH YOUR FRIENDS, IN YOUR HOUSE, FAMILY, COMMUNITY AND SCHOOL!!

JOGO DOS 7 ERROS

AGORA QUE VOCÊ DESCOBRIU O QUE SÃO AS ODS, DIVIRTA-SE DESCOBRINDO ONDE ESTÃO OS 7 ERROS NA FLORESTA!

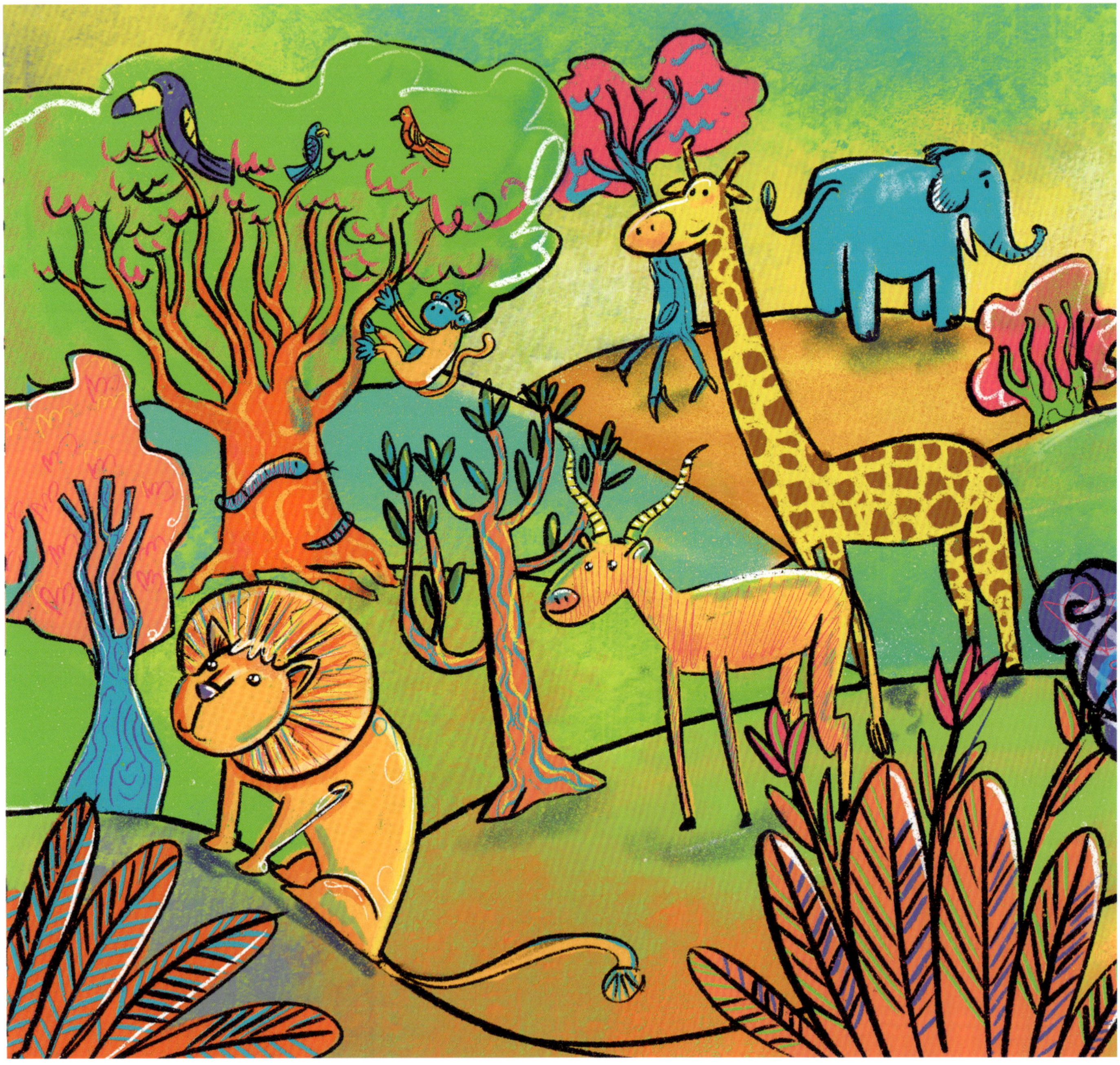

7 MISTAKES GAME

NOW THAT YOU FOUND OUT WHAT ARE THE SDG, HAVE FUN SPOTTING THE 7 DIFFERENCES IN THE FOREST!

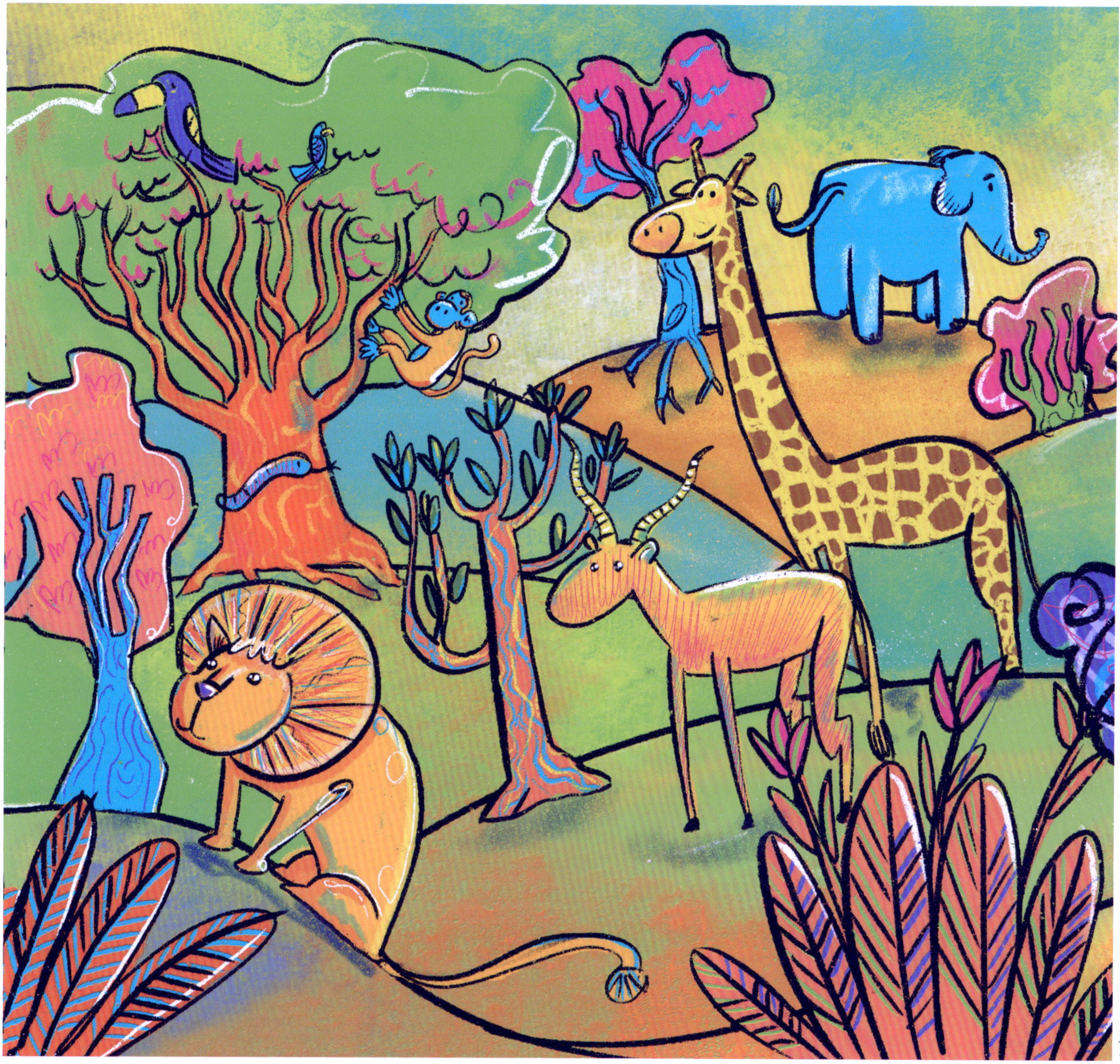

1) PÁSSARO VERMELHO **2)** RABO DA COBRA **3)** ORELHA DO LEÃO **4)** CHIFRE DO ELEFANTE
5) PERNA DA GIRAFA **6)** NARIZ DA GAZELA **7)** FOLHA DA FOLHAGEM DA ESQUERDA.

GLOSSÁRIO POSITIVO
POSITIVE GLOSSARY

BIODIVERSIDADE: SIGNIFICA DIVERSIDADE ENTRE OS SERES VIVOS DE TODAS AS ORIGENS, COMO A TERRESTRE, A MARINHA E TODOS OS OUTROS ECOSSISTEMAS! ESSA DIVERSIDADE É RESULTADO DA NATUREZA EM SI, SEM SOFRER INTERVENÇÃO HUMANA.

CONSUMO SUSTENTÁVEL: É A IDEIA DE CONSUMIR PRODUTOS E SERVIÇOS DE MODO CONSCIENTE, OU SEJA, PENSANDO EM COMO EVITAR OU ATÉ MESMO ELIMINAR O DESPERDÍCIO, TENDO EM VISTA O CUIDADO COM O MEIO AMBIENTE.

CRESCIMENTO ECONÔMICO: É O AUMENTO DO VALOR DOS SERVIÇOS E DOS BENS FINAIS QUE ACONTECEM EM UM TERRITÓRIO E EM UM PERÍODO ESPECÍFICO. CHAMAMOS ESSE VALOR DE PRODUTO BRUTO INTERNO (PIB).

IGUALDADE DE GÊNERO: É UM CONCEITO QUE DEFINE A BUSCA DA IGUALDADE ENTRE HOMENS E MULHERES, DECORRENTE DE UMA INJUSTIÇA HISTÓRICA ENTRE OS SEXOS.

INSTITUIÇÕES EFICAZES: SÃO INSTITUIÇÕES QUE CHANCELAM, DE FATO, O FORTALECIMENTO DO DESENVOLVIMENTO GLOBAL, DO ESTADO DE DIREITO E DA PROMOÇÃO DOS DIREITOS HUMANOS.

ODM: OBJETIVOS DE DESENVOLVIMENTO DO MILÊNIO.

ODS: ABREVIAÇÃO DE "OBJETIVOS DE DESENVOLVIMENTO SUSTENTÁVEL". REFERE-SE A UMA AGENDA DE COMPROMISSOS SUGERIDA PELA NAÇÕES UNIDAS PARA O DESENVOLVIMENTO SUSTENTÁVEL MUNDIAL, COMPOSTA POR 17 OBJETIVOS E 169 METAS, QUE DEVEM SER ATINGIDAS ATÉ 2030.

ONU: ORGANIZAÇÃO DAS NAÇÕES UNIDAS.

PACTO GLOBAL: É UMA INICIATIVA PROPOSTA PELA ONU QUE BUSCA ENCORAJAR SETORES PRIVADOS, SINDICATOS, ONG'S E EMPRESAS EM GERAL A ADOTAREM POLÍTICAS DE RESPONSABILIDADE SOCIAL CORPORATIVA E DE SUSTENTABILIDADE.

PRME: PRINCÍPIOS PARA EDUCAÇÃO EXECUTIVA RESPONSÁVEL DAS NAÇÕES UNIDAS.

SUSTENTABILIDADE: CONJUNTO DE IDEIAS, ESTRATÉGIAS E DEMAIS ATITUDES ECOLOGICAMENTE CORRETAS, ECONOMICAMENTE VIÁVEIS, SOCIALMENTE JUSTAS E CULTURALMENTE DIVERSAS.

TRIPÉ DA SUSTENTABILIDADE: É FORMADO POR TRÊS NÚCLEOS MUITO IMPORTANTES: SOCIAL, AMBIENTAL E FINANCEIRO. ESSES SÃO SETORES QUE TRABALHAM EM CONJUNTO PARA ATINGIR RESULTADOS MELHORES NA BUSCA PELA SUSTENTABILIDADE.

BIODIVERSITY: IT MEANS DIVERSITY AMONG LIVING BEINGS OF ALL ORIGINS, SUCH AS LAND, WATER AND ALL ECOSYSTEM! THIS DIVERSITY IS THE RESULT OF NATURE ITSELF, WITHOUT ANY HUMAN INTERVENTION.

SUSTAINABLE CONSUMPTION: IT IS THE IDEA OF CONSUMING PRODUCTS AND SERVICES IN A CONSCIOUS WAY, WHICH MEANS THINKING ABOUT HOW TO AVOID OR EVEN ELIMINATE THE WASTE, KEEPING IN MIND CARING FOR THE ENVIRONMENT.

ECONOMIC GROWTH: IT'S THE VALUE RISE OF SERVICES OF FINANCIAL GOODS THAT HAPPEN IN A TERRITORY AND IN A SPECIFIC TIME PERIOD. WE CALL THIS VALUE GROSS DOMESTIC PRODUCT (GDP).

GENDER EQUALITY: IT'S A CONCEPT THAT DEFINES THE SEARCH FOR EQUALITY BETWEEN MEN AND WOMEN, STEMMING FROM A HISTORICAL INJUSTICE BETWEEN SEXES.

EFFECTIVE INSTITUTIONS: THE INSTITUTIONS THAT WORK FOR THE STRENGTHENING OF GLOBAL DEVELOPMENT, RULE OF LAW AND PROMOTION OF HUMAN RIGHTS.

MDG: MILLENNIUM DEVELOPMENT GOALS.

ODS: ABBREVIATION OF THE "SUSTAINABLE DEVELOPMENT GOALS", IT STANDS FOR AN AGENDA OF COMMITMENTS SUGGESTED BY THE UNITED NATIONS FOR THE SUSTAINABLE DEVELOPMENT OF THE WORLD, COMPOSED OF 17 GOALS AND 169 TARGETS, THAT SHOULD BE ACHIEVED UNTIL 2030.

UN: UNITED NATIONS.

GLOBAL COMPACT: IT IS AN INITIATIVE OF UNITED NATIONS THAT SEEKS TO ENCOURAGE PRIVATE SECTORS, UNIONS, NGOS, AND COMPANIES ON THE WHOLE, TO ADOPT POLITICS OF SOCIAL CORPORATE RESPONSIBILITY AND SUSTAINABILITY.

PRME: UNITED NATIONS' PRINCIPLES FOR RESPONSIBLE MANAGEMENT EDUCATION.

SUSTAINABILITY: A SET OF IDEAS, STRATEGIES AND OTHERWISE ATTITUDES THAT ARE ECOLOGICALLY CORRECT, ECONOMICALLY VIABLE, SOCIALLY FAIR AND CULTURALLY DIVERSE.

TRIPOD OF SUSTAINABILITY: IT CONSISTS OF THREE VERY IMPORTANT CENTERS: SOCIAL, ENVIRONMENTAL AND FINANCIAL. THESE ARE THE SECTORS THAT WORK TOGETHER TO ACHIEVE BETTER RESULTS IN THE SEARCH FOR SUSTAINABILITY.

O AUTOR

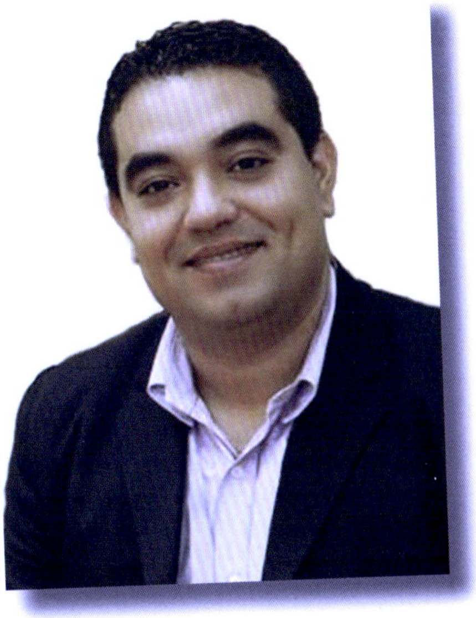

Rodrigo Titon possui formação em Administração de Empresas e Direito. É especialista nas áreas de Gestão Estratégica de Empresas pela FGV, em Serviços Compartilhados pela FIESC e mestre em Governança e Sustentabilidade pelo ISAE/PR. Estudou em Ohio University (Ohio, EUA), INDEG (Lisboa, Portugal) e Hong Kong University (China). É executivo, conselheiro de empresas e professor universitário das disciplinas de Sustentabilidade e Recursos Humanos. Desde outubro de 2015, é membro do grupo de trabalho do PRME da ONU contra a pobreza, com participações e apresentações em Nova York (EUA), Viena (Áustria), Cairo (Egito) e Colônia (Alemanha).

O ILUSTRADOR

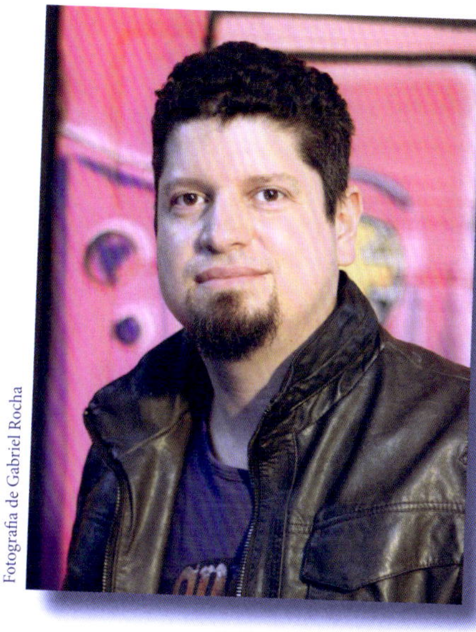

Fotografia de Gabriel Rocha

Marcelo Bittencourt é artista visual, ilustrador e designer gráfico. Paulistano radicado em Curitiba-PR, trabalhou em diversos projetos de design gráfico, ilustração e material didático desde 2004. Estudou Design Gráfico na UTFPR, e atualmente estuda Licenciatura em Artes Visuais. Possui experiência como editor de arte por mais de dez anos e dedica parte de seu tempo à pesquisa de artes plásticas, expressando seu imaginário em técnicas mistas em papel, tela ou paredes, com tinta acrílica, aquarela, esferográficas, spray, sucata, entre outros materiais. Ilustrou livros infantis para mídias digitais e impressas. Participou de diversas exposições pelo Brasil desde 2014, e de apresentações em que realiza pintura ao vivo, captando a atmosfera do ambiente — shows, casamentos, eventos diversos — e transformando em uma pintura única.

LEIA TAMBÉM, DO AUTOR

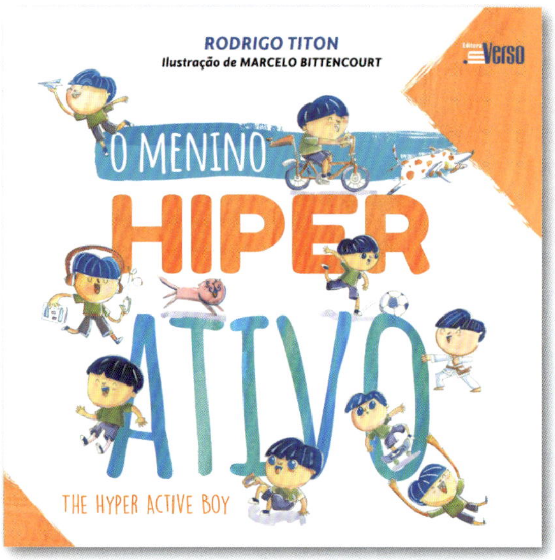

O Menino Hiper Ativo (bilíngue)

Essa história é voltada para refletir como as crianças costumam repetir os comportamentos dos adultos — incluindo suas limitações e medos, bem como entender que as crianças vivem tempos completamente diferentes dos daqueles que hoje são adultos, numa época de superestímulos e avanços tecnológicos.

Como, então, fazer com que as crianças se tornem aquilo que os pais projetaram como ideal?

O Menino Hiper Ativo requer um momento de reflexão para equilíbrio consigo mesmo, com a família e com a sociedade.